Die großen Probleme

in der

Geschichte der Hirnlehre

Akademische Antrittsvorlesung

von

Dr. med. Döllken
Professor an der Universität Leipzig

Leipzig
Verlag von Veit & Comp.
1911

Druck von Metzger & Wittig in Leipzig

Was ist uns ein Problem? Die Aufgabe, die uns nach dem heutigen Stande der Wissenschaft wichtig, der Lösung wert erscheint. In der Seelenlehre gibt es aber ein Problem, das über Ort und Zeit hinaus bis heute Lebenskraft hat, die Frage nach dem Wesen der Seele. Unendliche Arbeit, unendliche Mühe, zahllose Methoden wurden aufgeboten seit Jahrtausenden. Aus dem einen Vorwurf sind viele geworden, manche gelöst, mehr noch ungelöst, viel mehr ist noch zu leisten, als entschieden ist.

Von den frühesten Zeit an haben Orient und Okzident die Betrachtung der psychischen Erscheinungen im Menschen auf einer ganz verschiedenen Basis aufgebaut. Alle orientalischen Völker behandelten von jeher die psychischen Erscheinungen rein phänomenologisch, ohne sich um ihre materielle Grundlage wesentlich zu kümmern. Nur hin und wieder wird betont, daß bei psychischen Prozessen das Herz beteiligt ist. Einen wirklichen Lokalisationsversuch kann ich darin nicht erblicken. Fast verwunderlich ist es, daß nicht einmal im alten Ägypten, wo scheinbar durch die Einbalsamierung der Leichen die Vorbedingungen für die Kenntnis des menschlichen und tierischen Körpers günstig lagen, Rudimente einer Hirnanatomie und Hirnphysiologie zu finden sind.

Anders die abendländischen Völkerrassen. Sowie die Griechen anfingen, sich mit der Lehre von der Seele wissenschaftlich zu befassen, versuchten sie die materiellen Grundlagen der psychischen Funktionen und ihren Sitz im Körper zu bestimmen.

Diese sehr verschiedenartige Betrachtungsweise psychischer Vorgänge finden wir in der ganzen Folgezeit weiter, wo nicht etwa zufällig starke Einflüsse aus dem anderen Kreise modifizierend einwirkten. Die interessantesten Repräsentanten beider Richtungen aus späterer Zeit, im 17. Jahrhundert, die sogar im regen persönlichen Verkehr gestanden haben und ganz rein den orientalischen und den okzidentalischen Typus vertreten, sind Spinoza und Descartes, der eine Jude, der andere Romane.

Sehen wir uns genauer an, was in sehr entlegenen Zeiten geschrieben ist, drängt sich zuerst die Frage auf: Können wir die Alten verstehen, vermögen wir überhaupt ihren Gedankengängen zu folgen? Wenn heute der introspektive Philosoph und der Mediziner oder Biologe ihre Ansicht über die Seele austauschen, so werden sie größtenteils aneinander vorbeireden. Die Grundlagen und Voraussetzungen des einen sind nicht die des andern. Ich brauche nur auf den Streit um Haeckel und sein Werk hinzuweisen, um gleich das treffende moderne Beispiel dafür zu bringen. Wie sollte es da möglich sein, uns in die primitivere und ganz anders geartete Sprache vergangener Jahrtausende zu versetzen, das auszudenken, was für jene Forscher selbstverständliche Voraussetzung gewesen ist und gar einzudringen in die für die Seelenlehre unendlich wichtige, aber uns absolut verschlossene Gefühlswelt der Alten?

Was wir an Dokumenten aus alten Zeiten haben, besitzen wir nur als historische Notiz. Wir können es uns näher bringen und müssen es deuten. Dieser Satz kann gar nicht oft genug betont werden.

Wie aber sollen wir es deuten, wenn wir das größte und bedeutendste Problem der Biologie, die Deszendenztheorie, schon in der Seelenwanderungslehre der Inder und der Ägypter finden? Die alten Ägypter kennen die stufenweise Entwicklung der Seele, die vom niedersten Tier ihren Ursprung nimmt und ihre Vollendung im Menschen findet. Dürfen wir da von einer nur dichterischen Phantasie reden, weil unsere heutigen, auch noch nicht ganz vollständigen Beweise, für uns einleuchtender und besser sind als die ihrigen? Vergessen wir doch nicht, daß ein Teil unserer Beweismittel auch noch einzelne dogmatische Grundlagen hat, die rein gefühlsmäßig erfaßt werden müssen und daß die Dogmen nicht einmal für alle modernen Biologen positiven Gefühlswert haben.

Betrachten wir die älteste griechische Seelenlehre, so spricht sie uns sehr viel leichter an als die orientalische. In die Gedankenwelt und Betrachtungsweise der uns stammverwandten Griechen des Altertums können wir uns einigermaßen hineinarbeiten. In ihre Gefühlswelt aber auch nicht trotz aller überlieferter Poesie und trotz unserer humanistischen Bildung. So muß uns auch von ihren Problemen manches dunkel und unzugängig bleiben.

Mit den Griechen des 6. vorchristlichen Jahrhunderts beginnt eine Hirnlehre im engeren Sinne des Wortes. Ihre Genese können wir nicht mehr verfolgen. Nur ein Teil der Schriften besonders bedeutsamer Forscher und eine Reihe von Zitaten über andere sind uns erhalten geblieben.

Das aber können wir feststellen, schon im griechischen Altertum sind die meisten wichtigen Probleme der Hirnlehre scharf und klar herausgearbeitet, Probleme, die auch uns zum Teil noch als solche beschäftigen und die noch ihrer Lösung harren.

Nicht alles, was zu irgend einer Zeit großes Problem war, hat seine Wertigkeit für immer behalten können. Der Fortschritt spricht ein machtvolles Wort und wissenschaftliche Zeitströmungen bringen Modeprobleme.

In allen Zeiten biologischer Wissenschaft ist das der Gang des Fortschritts. Überragende Geister stellen auf deduktivem oder höchstens auf induktiv deduktivem Wege Sätze auf, die zwar aus der Zeit geboren, doch ihr weit vorauseilen, vorläufig nichts als Postulate sind, und der Beweise harren. Auf der anderen Seite nimmt die Technik ihren ruhigen Fortgang, häuft großes Material an und schafft damit die notwendigen Grundlagen für die Einsicht und Erkenntnis kommender Zeiten. Diese induktive Methode bleibt für die Naturforschung der wichtigste Teil. Wenn auch der Sandkornarbeiter, der Einzelheiten exakt erforscht und Material sammelt, sehr selten selbst die richtige Verwertung dafür findet, seine Vorarbeiten sind notwendig für den kommenden Genius, der den weiten Blick hat, Tatsächliches und Geahntes in Einklang zu bringen weiß.

Den empirischen Weg in der Hirnlehre hat vor dem Postulat Bacos das Altertum betreten. Als er zu Beginn des Mittelalters verlassen wurde, folgte bald ein völliger Stillstand in unserer Wissenschaft. Auch die scharfsinnigsten Philosophen vermochten für lange Jahrhunderte keine neuen großen Gesichtspunkte zu bringen.

Lokalisationsprobleme.

Gleich bei den ältesten griechischen Forschern tritt uns das Problem der Probleme entgegen. Wo im Körper ist der Sitz der Seele?

Alkmaion von Kroton um 550 v. Chr. ist nicht der erste gewesen, der die Frage gestellt und beantwortet hat. Aber er war der erste Mediziner und Philosoph, der auf Grund seiner anatomischen Arbeiten (Tierzergliederungen) den Satz aufstellte, die Seele hat ihren Sitz im Gehirn. Die Empfindungen gehen von den Sinnesorganen durch Kanäle zum Gehirn. „Das Gehirn ist der

Herr des Ganzen, dem die Kraft des Denkens anvertraut ist." Alkmaion trennt scharf die bewußten Empfindungen (αἰσθάνεσθαι) von der Intelligenz (φρονεῖν Denken). Damit ahnt er das größte Problem unserer Zeit voraus, die Lehre von den Sinneszentren und den Denkzentren im Gehirn (Soury). Noch einmal taucht der Gedanke bei Erasistratos auf, dann schlummert er 2000 Jahre, bis Flechsig ihn 1894 aus klaren anatomischen und physiologischen Grundlagen heraus zu einem wirklichen Leben gebracht hat.

Daß Feuerteilchen die Seelensubstanz bilden, haben die Philosophen noch bis auf Descartes behauptet. Schon vor Alkmaion und noch lange Zeit nachher hielt man daran fest, das Gehirn sei die Stätte der Zeugungsprodukte. Aber schon im Altertum wurde die Annahme durch ein falsches physiologisches Experiment so nachdrücklich widerlegt, daß sie dauernd verschwand.

Anaxagoras von Klazomenai um 500 v. Chr. hat wohl zuerst systematisch anatomische Studien am Gehirn versucht und die seitlichen Hirnhöhlen entdeckt.

Drüsenproblem.

Was der größte Arzt und Heilkünstler des Altertums Hippokrates von Kos 460 (459) bis 377 v. Chr. über das Gehirn gelehrt hat, wissen wir leider nicht. Die Schriften der hippokratischen Schule, deren Entstehung mindestens ein Jahrhundert umfaßt, erklären in der Hauptsache das Gehirn für eine schwammige, kalte, klebrige Drüse, die den überschüssigen Schleim aus dem Körper sammelt und durch die Nase und den Rachen abfließen läßt. Nur ein späteres Buch der Sammlung (de morbo sacro) läßt die seelischen Funktionen im Gehirn wohnen und den Lebensgeist (Pneuma) vom Gehirn in den übrigen Körper gelangen. — Menschliche Gehirne in toto haben die Hippokratiker bestimmt nicht gesehen.

Probleme der Empfindungslosigkeit, der Temperaturregulierung, der Haarerzeugung, des Schlafes.

Eine eigenartige Stellung in der Hirnlehre nimmt Aristoteles von Stagira 384—322 v. Chr. ein. Der Begründer der vergleichenden Anatomie, ein Forscher von einem ungewöhnlich umfassenden biologischen Wissen, kann nie selbst ein Säugergehirn gesehen haben. Er zuerst hat die Analogisierung der Organe im Tierreich durchgeführt und er zuerst verfällt in den Fehler, der im späteren Altertum noch so oft verhängnisvoll geworden ist. Aristoteles überträgt das, was er an einem Tier beobachtet hat, ohne weiteres auf das andere. Er schreibt daher dem menschlichen Gehirn Formen zu, die er nur bei Fischen gesehen haben kann. Im übrigen folgt er der älteren Hippokratischen Lehre in der Drüsenlehre größtenteils.

Aristoteles ist Lokalist. Für seine Seelenfunktionen des Begehrens, der Empfindung, der Bewegung sucht er den Sitz im Körper. Es ist leicht zu verstehen, daß ihm die bisherigen biologischen Beweise für die Lokalisation des Seelensitzes nicht genügen. Ein vielleicht eigner Fund, die Anästhesie der Hirnmasse, spricht ihm gegen das Gehirn. Nerven kennt er so wenig wie frühere Forscher. So trifft er ebenso zufällig im Herzen auf das falsche Organ, wie andere spekulativ auf das richtige Organ, das Gehirn, gekommen sind. Nur für den Teil der Seele, den Geist, welcher dem Menschen allein eigentümlich ist, vermag er im Herzen kein Organ zu finden. Der Geist (*νοῦς*) ist ihm daher nicht an den Körper gebunden.

Noch einen seltsamen Satz bringt Aristoteles oder übernimmt ihn wohl aus der Populärphysiologie. Haare und Gehirn stehen in enger Relation und wenn im Alter das Gehirn schrumpft, fallen die Haare aus. Die Lehre hat bis in das späte Mittelalter für sehr bedeutungsvoll gegolten.

Glücklicher war er in zwei anderen Fragen. Er fand, daß das Gehirn gegen mechanische Reizung unempfindlich ist. Die Tatsache ist in späteren Zeiten noch oft der Gegenstand experimenteller Nachprüfung gewesen. Der Physiologe A. v. Haller und seine Schule im 18. Jahrhundert haben enorm viel Zeit und Arbeit darauf verwandt, den Satz des Aristoteles zu beweisen.

Aristoteles schreibt dem Gehirn die Funktion der Temperaturregulierung des Körpers zu. Der Einfluß des Gehirns auf die Körpertemperatur steht uns seit langer Zeit zweifellos fest. Um so merkwürdiger ist es, daß die meisten neueren Autoren dem Aristoteles für seine Behauptung einen ganz direkten Vorwurf machen. Allerdings lassen sich die antiken Beweise nur mit dem Ausdruck grotesk bezeichnen. In dem glücklichen Zufallstreffer des Aristoteles verbirgt sich aber ein wichtiges Problem, welches heute noch nicht angefangen hat, spruchreif zu werden, welches neben seiner lokalistischen noch eine ebenso wichtige weitere Basis hat.

Auch der Schlaf soll eine Funktion des Gehirns sein, da nur die Tiere schlafen, die ein Gehirn haben.

Das Problem der Gehirngröße, für den Mann das größere Gehirn, für die Frau ein kleineres, dürfte Aristoteles aus der Kopfgröße abgeleitet haben.

Für die Lage des Gehirns nimmt er nur den vorderen Teil des Schädels in Anspruch, ein Analogieschluß vom Fischgehirn hergenommen. Die chinesische Medizin übrigens lehrt genau dasselbe und bildet sogar ein solches Gebilde im Menschenkopf ab. An positiven anatomischen Entdeckungen hat Aristoteles die des mittleren Hirnventrikels, der Lagebestimmung des Kleinhirns bei gewissen Tierklassen, der genauern Beschreibung des Chiasma nervorum opticorum gemacht.

Überblicken wir, was in diesen ältesten Zeiten einer Hirnlehre an Wissenschaft vom Bau und Funktionen des Gehirns wirklich geleistet worden ist, so sehen wir das heiße Bemühen der Forscher, für bestimmte Erscheinungen des Lebens das Gehirn verantwortlich zu machen. Viel mehr aber noch drängt sich die Betrachtung auf, wie winzig schmal die Brücke ist, die bei ihnen von einer unendlich kleinen materiellen, biologischen Basis zu dem großen Gebäude der psychologischen Ideen führt. Und nicht einmal eine ununterbrochene Brücke ist es, ein großer Spalt klafft zwischen beiden Gebieten. Den meisten Forschern ist es gewiß nicht klar geworden, daß die wichtigsten Verbindungsglieder in ihrem Lehrgebäude fehlen und durch die Überzeugung ersetzt werden müssen. Nur dem scharfsinnigen Aristoteles ist der Mangel nicht entgangen. Er hat in seinen Büchern über die Seele versucht, den Sprung zu vermeiden und seinem (*νοῦς*) Geist, der nur dem Menschen eignet, eine unkörperliche Sonderstellung zu geben.

Dürfen wir da noch die Orientalen den Griechen gegenüber nur Dichter und Phantasten nennen, weil sie nicht mit der unsichern materiellen Basis gearbeitet haben? Ein Mangel liegt jedoch darin, daß die Orientalen von vornherein darauf verzichten, von zwei Seiten ihre Probleme in Angriff zu nehmen. Es ist aber das große Verdienst der alten Griechen, den Anfang dazu gemacht zu haben.

Erstes morphologisches Problem.

Praxagoras von Kos 340 v. Chr. tritt mit einem morphologischen Problem auf. Er bezeichnet das Gehirn als einen Auswuchs des Rückenmarks. Näheres wissen wir über seinen Satz nicht. Im spätern Mittelalter wurde der Satz über die morphologische und physiologische Stellung des Rückenmarks sehr lange und sehr lebhaft erörtert. Eine Entscheidung ist erst vor 100 Jahren von Gall angebahnt und die sichere Lösung noch viel später erreicht worden, daß nämlich das Rückenmark selbständige Eigenapparate besitzt und mit dem Gehirn durch zuleitende und ableitende Nervenbahnen verbunden ist.

Fortschritte der Technik. Topische Lokalisation.

Bei allen frühen griechischen Forschern und ihren Schulen war die empirische Grundlage dürftig und alle leitenden Gedanken waren ganz vorwiegend spekulativ erschlossen.

Eine wirkliche anatomische Forschung, wie wir sie heute kennen, hat es in Griechenland nicht gegeben. Die religiöse und abergläubische Scheu vor der Zergliederung menschlicher Leichen war unüberwindlich. Gelegentliche Tierzergliederungen einzelner Forscher und chirurgische Erfahrungen in den zahlreichen Kriegen der Griechen genügten nicht zu einer auch nur einigermaßen eingehenden Kenntnis der anatomischen Verhältnisse bei Mensch oder Tier. Am schlechtesten mußte es naturgemäß um die Hirnanatomie bestellt sein. Die versteckte Lage im Schädel, der harte Knochen, das in dem heißen Lande rasch verderbende Gehirn waren schwer zu überwindende Widerstände, die einer gedeihlichen Arbeit und einem wissenschaftlichen Fortschritt sehr hinderlich sein mußten.

Als die griechische Kultur durch Alexanders Siegeszug über einen großen Teil der antiken Welt sich ausgebreitet hatte, fanden die biologischen Wissenschaften in Alexandria eine günstige Stätte. Grade für anatomische Studien lagen die Verhältnisse günstig. Das Königshaus der Ptolemäer mit seiner Vorliebe für die Wissenschaft bot Gelegenheit zu intensivem wie extensivem Arbeiten. Die vielfache Beschäftigung der Ägypter mit menschlichen und tierischen Leichen nahm der antiken Scheu vor toten menschlichen Körpern den Boden. So kommt die Anatomie in der glänzenden Frühepoche Alexandrias auf die Stufe einer wirklichen Wissenschaft.

Zwar ist es nicht ganz sicher, daß Herophilos von Chalkedon geb. 300 v. Chr. menschliche Gehirne seziert hat. Seine Schriften sind nicht erhalten. Die Alten aber, welche ihn zitieren, haben immer betont, daß er Anatomie am Menschen getrieben habe. Was uns von seinen zahlreichen, konkreten anatomischen

Funden am Gehirn mitgeteilt wird, paßt allerdings nur auf Tierhirne. Er beschreibt richtig Hirnhäute, Blutleiter, das arterielle Wundernetz am Boden des Gehirns der Tiere, Adergeflechte, Hirnhöhlen, besonders die hintere Hirnhöhle, unterscheidet endlich die Nerven von den Sehnen.

Da er — vielleicht auf Grund chirurgischer Erfahrungen — die Kleinhirnhöhle für das Wichtigste im Gehirn hält, sucht er in ihr den Seelensitz. So legt er den Grund zu dem bedeutendsten und hartnäckigsten Irrtum in der Geschichte der Hirnlehre. Sömmerring hielt im Jahre 1800 noch daran fest, daß die Seele in Hirnhöhlen haust.

Noch bedeutender als Herophilos ist sein Zeitgenosse Erasistratos von Julis 330—250 v. Chr. Er kann nur zeitweilig in Alexandria geforscht haben, da er später am Seleukidenhof in Antiochia Arzt war. Die wichtigsten Entdeckungen über das Gehirn machte er erst gegen das Ende seines Lebens. Bereits zu Galens Zeiten existierten seine Schriften nicht mehr vollständig und sind später ganz verloren gegangen. Nur aus zahlreichen Zitaten lernen wir ihn noch gut kennen. Er war sicher der größte Anatom des Altertums, nur bei ihm finden wir wirkliches anatomisches Denken. Höchstwahrscheinlich hat er menschliche Gehirne gesehen und studiert. Er unterscheidet Bewegungs- und Empfindungsnerven, die alle aus dem Gehirn entspringen sollen und kennt das Nervenmark. Auf die Verschiedenheiten im Bau des Großhirns und Kleinhirns macht er aufmerksam. Das Gehirn hat nach ihm vier zusammenhängende Höhlen. Erasistratos erkennt die Wichtigkeit der Hirnwindungen und nennt den Menschen das intelligenteste Wesen, weil er die meisten Hirnwindungen habe. Dieses unendlich fruchtbare und weit ausschauende Problem ist nicht einmal als leise Unterströmung mit in die Zukunft gegangen. Es blieb isoliert und wurde vergessen, nachdem es Galen mit einigen spöttischen Worten abgetan hatte. Im 19. Jahrhundert mußte es ganz neu entdeckt werden und rückte sofort in die vorderste Linie.

Klarer und prägnanter als die frühern bringt Erasistratos die Anschauung von den verschiedenen Funktionen des Gehirns zur Geltung. Das Gehirn ist das Zentrum der Sinnesempfindungen und der Ausgangspunkt der Körperbewegungen durch die Nerven. Außerdem ist es die Stätte der Intelligenz und der Seele. Auch nach Erasistratos wird das Pneuma im Herzen bereitet, steigt als Lebensgeist auf und wird im Gehirn in den Seelengeist umgewandelt. Den eigentlichen Seelensitz, das Seelenprinzip, verlegt er in die Substanz des Kleinhirns.

Bedauerlich bleibt es, daß Erasistratos noch mehr Arzt gewesen ist, als er Biologe war. Er ist Begründer einer bedeutenden ärztlichen Schule und hat ihr die Lehre gegeben: Die feineren physiologischen Verhältnisse im Körper sind für den Arzt wertloses Wissen. Der Satz ist ebenso falsch, wie er ein richtiges Moment enthält. Der reine Heilkünstler braucht natürlich keine feinere Physiologie. Wenn aber nur Ärzte Biologen und Physiologen sind, so wird der Ausspruch völlig unsinnig. Die Erasistrateer aber haben die Worte ihres großen Meisters absolut genommen und nur wörtlich gedeutet. Sie sind Heilkünstler geworden und haben für die Biologie gar nichts geleistet.

Den Begründer der experimentellen Hirnphysiologie Asklepiades von Prusa, geboren um 124 v. Chr., kennen wir nur aus unvollkommenen antiken Zitaten. Der Kirchenvater Tertullian tadelt ihn heftig dafür, daß er aus Hirn- und Herzexperimenten an Tieren schließt, die menschliche Seele habe ihren Sitz weder im Herzen noch im Gehirn. Asklepiades hatte beobachtet, daß manche Tiere nach Entfernung des Gehirns oder des Herzens noch kurze Zeit fortleben können. Natürlich ist der viel weiter gefaßte Seelenbegriff des Asklepiades etwas ganz anderes als die anima des Tertullian, daher die Polemik im Grunde gegenstandslos.

Fortschritte im Wissen vom Bau des Gehirns verdanken wir Ruphos von Ephesos bald nach 100 n. Chr. und Marinos, dem Lehrer Galens.

Ventilationsproblem.

Ein Forscher aus der Zeit um Christi Geburt, dessen Name nicht überliefert ist, tritt mit einer Theorie auf, welche die Mönche im Mittelalter ganz intensiv beschäftigt hat. Die Zirbeldrüse, die beweglich der mittleren Hirnhöhle aufsitzt, wirkt wie ein Schornsteinventil und gleichzeitig wie ein Kolben. Sie leitet das Pneuma aus der mittleren in die Kleinhirnhöhle und läßt die überflüssigen Lebensgeister nach oben entweichen, wenn sie sich in allzu bedrohlicher Menge in den Höhlen angesammelt haben.

Galenos.

Nicht leicht ist es, der Bedeutung des Galenos von Pergamos, 130—201 n. Chr., für die Hirnlehre gerecht zu werden. Er war ein

Gelehrter von umfassendstem Wissen, hat gesammelt und zusammengetragen und einheitlich verarbeitet, alles, was die griechische Medizin vor ihm geleistet hat. Was er an rein empirischen neuen Funden für die Hirnanatomie gewonnen hat, kann nur unwesentlich sein. Zwar hat er an Wiederkäuern und Affen mit dem Skalpell nachgeprüft, doch kennt er Form und Gestalt des Gehirns kaum besser als seine Hauptgewährsmänner Herophilos und Marinos. Dagegen ist Galenos in der Hirnphysiologie schöpferisch tätig gewesen. Er beweist durch künstliche Verletzung des Gehirns, daß dieses der Sitz des Bewußtseins ist, obwohl es selbst empfindungslos ist. Druck auf die Substanz des Gehirns erzeugt Bewußtlosigkeit. Tödlich wirken Verletzungen der hinteren, dann auch der mittleren Hirnhöhle. (Zwei Irrtümer, bedingt durch seine Unkenntnis des Blutkreislaufs.) Das Gehirn bewegt sich synchron mit der Atmung (geht auf Ruphos zurück), um den tierischen Geist in die Nerven zu treiben. Der Sitz der Seele ist die Hirnsubstanz. Der Lebensgeist wird in dem arteriellen Wundernetz an der Hirnbasis in den Seelengeist umgewandelt. Strömt das Pneuma in allzu großem Überschuß in die Hirnhöhlen, so vermag sich durch die Beweglichkeit des Kleinhirnwurms die hintere Hirnhöhle wie ein Ballon auszudehnen, damit das Gehirn nicht Schaden leidet.

Das Gehirn treibt das Rückenmark mit seinen Nervenästen ähnlich einem Baumstamm aus sich hervor.

Die experimentellen Rückenmarkdurchschneidungen des Galenos sind klassische, grundlegende Versuche. Aus Krankheiten und Verletzungen ist ihm das Gesetz der kontralateralen Lähmung bekannt (Hippokrates).

Nicht ein einziges neues Problem hat uns Galen gebracht. Schweren Schaden aber hat er damit angerichtet, daß er kritiklos alle Funde, die er an den „menschenähnlichsten" Tieren machte, nach antiker Sitte ohne weiteres auf den Menschen übertrug.

Vielleicht ist die relativ geringe wissenschaftliche Selbständigkeit des Galenos der Grund gewesen, warum seine sehr zahlreichen Schriften lange Zeit nicht genügend gewürdigt worden sind. Erst ein Zeitalter, welches keinerlei eigne empirische Forschung hatte, nur in die Schule der antiken Autoritäten ging und lebhafte historische Interessen entwickelte, vermochte die große Bedeutung seiner Kompilationen richtig einzuschätzen. So entstanden die Exzerpte des Oreibasios (Byzanz) und die Übersetzungen der Araber.

Der Höhepunkt und das Ende der antiken Anatomie und Physiologie ist mit Galen erreicht. Eine empirische Basis für die Hirnlehre ist wenigstens in ihren Anfängen geschaffen.

Werfen wir nun wieder die Frage auf, genügte jetzt die unvollkommene Kenntnis der äußeren Form des Gehirns und einiger physiologischer und pathologischer Daten, um die bestehende Hirnlehre zu rechtfertigen? Die meisten Theorien sind falsch, ihre Grundlagen völlig unzureichend. Auf wirklich induktivem Wege sind kaum Schlüsse gewonnen worden. Alles über die Lokalisation der Seele, der Intelligenz, des Sitzes der Empfindungen, der Pneumabereitung und Pneumawanderung, der Schleimsekretion usw. sind äußerst schwach und falsch gestützte aprioristische Behauptungen — also Phantasien — wenigstens für jene Zeit. Gewiß war manches eine glückliche Vorahnung und einigen der Vorahnungen verdanken wir den größten Fortschritt.

Aus Galenos weitschweifigen Schriften können wir sehen, daß ihm das Bewußtsein der mangelnden Kontinuität zwischen dem materiellen Substrat und seinen theoretischen Konstruktionen nie gekommen ist. Sein Dogma von der Zweckmäßigkeit aller Dinge, sein ausschließlich teleologisches Denken in den exakten Wissenschaften konnten ihm nirgends zeigen, daß er einen Sprung vom Forschungsergebnis zur Spekulation machen mußte.

Patristische Hirnanatomie. Hirnhöhlentheorie. Topische Lokalisation.

Im Westen machten die nun bald einsetzenden großen Umwälzungen und Völkerverschiebungen eine Entwicklung der Wissenschaft für lange Jahrhunderte unmöglich. Im Osten absorbierten die heftigen religiösen Kämpfe das ganze Interesse.

Da das Christentum als Heilsreligion im doppelten Sinne des Wortes begründet worden war, konnte die Stimmung der frühesten Christen der Medizin nicht von vornherein ungünstig sein. Wichtiger aber war das Interesse der christlichen Kirche an zwei medizinischen Fragen, nach einer Möglichkeit der Auferstehung des Fleisches und nach dem Seelensitz. Daher befassen sich schon die ältesten Kirchenväter mit Anatomie. Sie studieren eifrig die Schriften der alten Mediziner, kommentieren, kritisieren an der Hand ihres Dogmas und wählen aus, was dem Dogma nicht zu widersprechen scheint.

Tertullian 150—230 n. Chr. lehnt sich (in de anima) noch ganz ausgesprochen in Auffassung und Darstellung an die antike griechische Medizin an. Die Seele ist ihm noch körperlich, wohnt im Herzen und wird zugleich mit dem Körper erzeugt.

Firmianus Lactantius um 300 n. Chr. hält das Denken für eine Bewegung des Geistes, den er im Kopf vermutet, während er nach der Bibel die Seele im Herzen sucht. Er betont scharf, daß das Tier keine Vernunft hat (animal irrationale), während der Mensch ein vernunftbegabtes Wesen (animal rationale) ist.

Gregorius von Nyssa 332—395 n. Chr. sieht in den Hirnhäuten das wichtige Prinzip, da sie überall eindringen und sich auch auf das Rückenmark fortsetzen. Er erklärt, daß Dünste aus Herz und Leber, gemischt und entstanden aus Feuchtigkeit und Wärme, das Herz nähren. Eine noch feinere Subtilisation der Dünste tränkt die Hirnhäute.

Einer besonderen Schätzung hat sich stets Nemesius von Emesa, geb. 340 n. Chr., zu erfreuen gehabt. Auf dem Gebiete der Biologie ist er wohl der gelehrteste und belesenste Kirchenvater. Bei ihm finden wir den naturwissenschaftlichen Entwicklungsgedanken in seiner weitesten Fassung ausgesprochen. Es gibt eine ununterbrochene Stufenreihe, die von den anorganischen Bildungen bis zum vollkommensten Lebewesen, dem Menschen, ansteigt. Auf dem Gebiete der theoretischen Hirnforschung ist Nemesius nicht selbständig, wie früher vielfach angenommen wurde. Er läßt die Seele durch den unkörperlichen Seelengeist (*Πνεῦμα ψυχικόν*) auf Bewegungen und Sinnesempfindungen einwirken.

Die große Bedeutung des Nemesius liegt in seiner Hirnhöhlenhypothese. Er lokalisiert bestimmte Geisteskräfte und verlegt sie in die Ventrikel. Die Einbildungskraft residiert in der vorderen, die Vernunft in der mittleren, die Erinnerung in der hinteren Hirnhöhle. Diese, in ihrer Fassung phantastische, Spekulation ist bis in die neueste Zeit eine unendlich beliebte gewesen und ist von Theologen und Medizinern immer wiederholt worden. Auch die ältesten schematischen Abbildungen des Gehirns führen als wichtigste Bezeichnung die drei Höhlenkräfte des Nemesius. Der letzte Vertreter der Theorie war der große Anatom Sömmerring 1800 n. Chr. Nemesius geht auf ältere Quellen zurück. Bei Galen finden sich wenigstens Anklänge an eine Lokalisation der Seelenvermögen in der Hirnsubstanz **und** Ventrikel. Ob aber dem gelehrten Kirchenvater oder dem berühmten byzantinischen

Nervenarzt Poseidonios um 400 n. Chr. die feine topische Spekulation zuzuschreiben ist oder ob beide unabhängig voneinander denselben Gedanken gehabt haben, ist nicht zu entscheiden. Die Poseidoniosfrage bedarf dringend einer erneuten Bearbeitung.

Byzantinische Lehren.

Die eifersüchtigen Schatzhüter antiker griechischer Kultur (Neuburger), die Byzantiner, vermochten eine Weiterentwicklung der Medizin nicht anzubahnen. Ihr historischer Sinn, ihre philologische Befähigung bewirkten, daß ihre Ärzte mit Eifer und Verständnis die medizinische Literatur des Altertums sammelten, aber auch, daß ihnen der große Sammler und Kompilator und minder bedeutende Forscher Galen die größte medizinische Autorität wurde.

In den langen Jahrhunderten byzantinischer Kultur finden wir trotz vielfacher Beschäftigung mit Psychologie seitens der Ärzte nur zweimal erwähnenswerte Probleme. Leider nur in einem kurzen Satz das eine bei dem kaiserlichen Leibarzt Theophilos um 640 n. Chr.: Die Entwicklung des Gehirns und Rückenmarkes bedingt Form und Gestalt der einhüllenden Knochen, nämlich des Schädels und der Wirbelsäule. Theophilos fügt als captatio benevolentiae die in der antiken Literatur beliebte Phrase hinzu, das wissen alle gebildeten Ärzte. Das Problem ist erst um 1800 von Gall wieder aufgenommen worden und hat später große Wichtigkeit in der vergleichenden Hirnanatomie erlangt.

Ioannes Aktuarios, der letzte byzantinische Arzt zu Beginn des 15. Jahrhunderts, ärztlich, philosophisch und literarisch gleich ausgezeichnet geschult, spricht mit einiger Bestimmtheit den Gedanken aus, daß die Funktionen der Sinnesnerven im Großhirn lokalisiert sind. Im ganzen aber folgt er dem Galenos und Nemesius.

Von Byzanz kam die griechische Medizin über Syrien und Persien zu den Arabern, die eine riesige Übersetzertätigkeit entfalteten. Zu einem originalen Gedanken über Hirn und Seele haben sie es nicht gebracht.

Abendländische Medizin. Hirnlehre Galenos'.

Als im Abendlande die politischen Verhältnisse einigermaßen gefestigt waren, begannen auch wissenschaftliche Neigungen wieder zu erwachen. In der Medizin und Psychologie knüpfen sie an die

Antike an, aber nicht direkt, sondern auf dem Umwege über die Araber. Ihre Pflegstätte fand die Wissenschaft in den Klöstern.

Der Mönch Konstantin von Karthago (gest. 1087 n. Chr. in Monte Cassino) hatte große Wanderungen in Asien unternommen und ein bedeutendes literarisches Material von den Arabern mitgebracht. In der Ruhe seines Klosters entfaltete er eine rege Tätigkeit als Übersetzer. Er übertrug die in Italien ganz unbekannten Werke des Galenos aus dem Arabischen in das Lateinische. Da er in seinen zahlreichen Übertragungen häufig den Verfasser der Schrift nicht nannte, wurde er von den späteren mönchischen Schriftstellern nicht selten als Autor galenischer Gedanken und Funde zitiert.

Bei der Wichtigkeit der Psychologie für die christliche Kirche suchten die geistlichen Psychologen des Mittelalters auch eifrig nach exakten körperlichen Grundlagen für ihre Lehren. Der fromme Galenos mit seinem ausschließlich teleologischen Denken stand naturgemäß ihrer Betrachtungsweise besonders nahe. So sehen wir wieder die Geistlichen als theoretische Anatomen und zwar als reine Galenisten. Das gilt nicht nur für das nächste Jahrhundert nach Constantin für Adélard de Bath, Wilhelm von Conches, Alanus ab Insulis, Albertus Magnus. Noch Melanchthon schrieb 1550 ein Lehrbuch galenischer Anatomie für seine Studenten in drei verschiedenen Fassungen. Ja selbst im 18. Jahrhundert tauchen noch ähnliche Werke auf.

Inzwischen war auf der medizinischen Schule in Salerno und den neu begründeten Universitäten die Anatomie zu neuem Leben erwacht.

An den Fortschritten der Anatomie, die im 14. und 15. Jahrhundert nur sehr allmählich eine praktische Kunst wurde, nahm das Gehirn, das Organ, welches sich am sprödesten gegen die anatomische Technik verhält, zuletzt und nur langsam teil.

Bis auf Vesal 1514—1564 ist kein bemerkenswerter Fortschritt über Galen hinaus zu verzeichnen.

Ein besonderes Verdienst hat der große niederdeutsche Anatom für die Hirnlehre. Er räumt endlich mit der kritiklosen Übertragung von anatomischen Funden am Tier auf menschliche Verhältnisse auf. „Das erste Studium für den Menschen ist der Mensch." So verdienstvoll und nötig damals die Worte waren, jene Zeit konnte nicht die nahe liegende Konsequenz ziehen, damit in das Studium einer vergleichenden Anatomie einzutreten. In der allgemeinen Anatomie hat Vesal bahnbrechend gewirkt, die Hirnanatomie wenigstens um einige Funde bereichert. Interessant ist es, daß er eine physiologische Behauptung des Galenos anatomisch widerlegte. Die Ballonhypothese (Ventilation) der hinteren Hirnhöhle ist falsch, weil der Kleinhirnwurm unbeweglich befestigt ist. Wie vor ihm schon Berengar wies er nach, daß der Mensch kein arterielles Wundernetz hat.

Allmählich wurden die wichtigsten Formverhältnisse des Gehirns besser studiert. Es war schon eine große Tat, wenn Varoli 1573 seine Sektionstechnik so weit fortbildete, daß er eine Gehirnbasis zur Anschauung bringen und zum Teil richtig beschreiben konnte. Er mußte wieder entdecken, daß das Rückenmark kein isoliertes Organ ist, sondern aus dem Gehirn und dem Kleinhirn entspringt. Sein Hauptverdienst besteht aber in seinem Nachweis, daß die Hirnhöhlen kein Pneuma, sondern eine Flüssigkeit führen. In den Adergeflechten der Ventrikel sah er den Beweis für eine Drüsentätigkeit des Gehirns, ein Gedanke, der bis auf den heutigen Tag in den verschiedensten Modifikationen immer wieder geäußert wird. Weist doch wirklich nicht nur Art und Ausbildung der Adergeflechte bei niederen Tieren, sondern auch das physiologische Experiment am lebenden und überlebenden Organ zwingend darauf hin, daß in der Drüsentheorie des Gehirns ein großes Zukunftsproblem enthalten ist. Nicht allerdings in dem Sinne, daß es sich im Gehirn um eine einfach sezernierende Drüse und eine Abwässerleitung handelt.

Das Windungsproblem ist Varoli nicht ganz aufgegangen. Es ist nach ihm in der Anlage der Windungen etwa dasselbe Prinzip wie für die Gedärme anzunehmen. Vor allen Dingen ermöglichen die Furchen zwischen den Windungen ein besseres Eindringen und eine größere Verbreitung der Blutgefäße und damit eine günstige Ernährung des Gehirns.

Besondere Bewunderung und Anerkennung hat Varoli stets für seine Darlegungen über den Sitz der geistigen Tätigkeit gefunden. In seiner Zeit war er fast der einzige Gelehrte, der die Behauptung vom Seelensitz in den Hirnhöhlen für unsinnig erklärte. Die Seele ist ein unkörperliches, unorganisches Wesen. Sie braucht aber zur Wahrnehmung der Außenwelt ein materielles Substrat, welches die verschiedenen Sinnesempfindungen aufnimmt, umwandelt und dann als unkörperliche Symbole der unkörperlichen, nicht lokalisierten Seele übermittelt. Das körperliche Substrat ist die Substanz des Gehirns, in der die Sinnesnerven endigen.

Alles vage Spekulationen ohne den Versuch irgend eines exakten Nachweises.

Bei Bartholini in Kopenhagen 1611 sehe ich zuerst eine wirkliche vergleichend anatomische Betrachtung. Bei Fischen ist das Rückenmark das Primäre und Wesentliche, das Gehirn aber nur seine Entwicklung und Fortsetzung. Natürlich glaubt er den Befund ohne weiteres auf den Menschen übertragen zu können. Die Körperbewegungen verlegt er in die Markstrahlung des Gehirns. Als Organ der Sinnesempfindungen aber sieht er die graue Hirnrinde an. So glänzend dieser Gedanke später gerechtfertigt worden ist, die Zeitgenossen hatten recht, wenn sie ihn, beweislos wie er damals war, als Aperçu, als literarische Kuriosität angesehen haben.

Während der jüngere Bartholini, der Entdecker der Markkügelchen im Gehirn, ferner die Engländer Highmor, Glisson, Wharton um 1650 mit geringem Erfolg die Drüsentheorie zu verteidigen suchen, bringen endlich Helmont 1644 und Schneider 1660 mit ausreichenden Gründen aus der Anatomie und Pathologie die Ansicht von der Schleimabsonderung des Gehirns definitiv zu Fall.

Als Malpighi 1665 mit dem eben erfundenen Mikroskop das Gehirn — meist fixiert (in gekochtem Zustande) — untersuchte, konnte er zwar Fasern in der weißen Substanz entdecken. In der grauen Substanz glaubte er aber lauter kleine Drüsen zu sehen, deren Ausführungsgänge die hohlen Markfasern seien. Nichts als Irrtümer — außer den Fasern. Hier haben wir den ältesten Beweis, daß das Mikroskop ein gefährliches Werkzeug für den Voreingenommenen ist. Malpighi sah, was er sich vorher dachte. Ruysch in Amsterdam bekämpfte die Theorie. Er hat sich einen Weltruf durch seine Gefäßinjektionspräparate erworben. Da er in der sehr gefäßreichen Hirnrinde ein ungemein dichtes Gefäßnetz sah, kam er auf den Gedanken, es sei dort für andere Körperbestandteile kein Platz mehr, die Rinde bestehe nur aus Gefäßschlingen.

Der letzte wichtige Vertreter einer Drüsentheorie war Verheyen 1718. Er stellte den Satz auf, daß die Hirndrüsen ähnlich wie die Nieren eine Flüssigkeit ausscheiden und diese Flüssigkeit ist der Träger des Geistes. Der unsinnige Vergleich war der Tod für die Drüsenlehre. Kein Gegner ließ sich die Gelegenheit entgehen, das Lächerliche in der Idee gebührend hervorzuheben und zu betonen, daß der Hirnurin wohl kaum die Quelle höchsten Denkens sein könne.

Descartes.

Der glänzende Abschluß einer alten Zeit und der große Verkünder einer neuen Ära der Hirnlehre ist der Philosoph Descartes 1596—1650. Der Jesuitenzögling von La Flèche verleugnet nirgends, auch nicht in den anatomischen Schriften, seine ausgezeichnete scholastische Bildung. Nicht jedoch in erstarrten Formen, überall ist Descartes Reformator. Das Talent zu naturwissenschaftlicher Betrachtung fehlt ihm allerdings. Immer ist er Mathematiker und Philosoph, der in Wirklichkeit nur die deduktive Methode kennt. Sein eifriges Bestreben geht aber dahin, Voraussetzungen und Behauptungen durch empirische Forschungen zu stützen. Jahrelang hat er in Holland die Bücher aus seinem Hause verbannt und nur praktische anatomische, zumal hirnanatomische Studien getrieben. Auffallend ist, daß er selbst nirgendwo versucht, die Brücke zu schlagen zwischen seinen materiellen Grundlagen und seinem psychologischem Lehrgebäude. Ihm muß also völlig bewußt gewesen sein, daß es zwischen beiden eine direkte Verbindung nicht gab. So zog er mathematische und mechanische Beweise vor.

In Descartes erblicke ich die subtilste Vereinigung von der alten Lokalisationsidee der nebelhaften Gemeinseele mit dem neuen, bei ihm noch nicht ausgebauten Prinzip einer Lokalisation der bewußten Sinneseindrücke und ihrer Verbindungen. Die tote Zirbeltheorie erlebt eine eigentümliche Auferstehung.

Für Descartes ist der Geist denkende Natur, die Vorgänge der geistigen Natur sind Arten oder Modi des Denkens, der Körper ist ausgedehnte Natur, die Vorgänge der körperlichen Natur nur Arten der Ausdehnung, d. h. Bewegung (Kuno Fischer). Körper und Seele können nur durch Bewegungen miteinander verbunden sein. Dazu bedarf es eines beweglichen Organs und dieses Organ ist die Zirbel. Durch sie ist die Seele wahrhaft mit dem ganzen Körper verbunden. Hier setzt die Seele mit ihrer Wirksamkeit unmittelbar ein. Die Zirbel ist in der Mitte des Gehirns zwischen der vorderen und hinteren Hirnhöhle beweglich aufgehängt. Die geringsten Bewegungen der Zirbel ändern den Lauf der Lebensgeister, die als Flamme im Herzen entstehen und umgekehrt, die geringste Änderung im Lauf der Geister beeinflußt die Bewegung der Zirbel. Da alle unsere Organe symmetrisch sind, erscheint die Zirbel als der geeignete Ort für die Vereinigung der zwiefachen Organeindrücke. Die Sinneseindrücke, durch die Lebensgeister bedingt, lokalisiert Descartes an bestimmten Stellen der Hirnoberfläche, freilich nicht in der Rinde, sondern in der Ventrikeloberfläche. Hier werden sie umgeschaltet und laufen in den Nervenröhrchen, die dadurch eine plastische Lageänderung (Biegung) erfahren, zur Zirbel, dem „hauptsächlichen Sitz der Seele", dem Teil, mit dem die Seele am engsten verbunden ist.

Können wir zweifeln, daß Descartes hier nach einem oberen, leitenden Prinzip im Gehirn für die Geistestätigkeit[1] sucht und damit zum Vorläufer aller späteren Assoziationstheorien wird? Somit hat auch er geholfen, das größte und wichtigste lokalistische Problem anzubahnen und trotz aller Irrtümer nicht den schlechtesten Ausgangspunkt geschaffen.

Der starre Dualismus seiner Hypothese in einer Zeit, als der wissenschaftliche Dualismus im Absterben begriffen war, nahm seinem Lehrgebäude Lebenskraft und Überzeugungskraft. Dazu kam die erkennbare Haltlosigkeit der anatomisch-physiologischen Unterlagen. Der Kampf aber, den die wissenschaftliche Medizin gegen das großartige Spekulationsgebäude des französischen Denkers unternahm, hat der empirischen Forschung viel genützt.

Interessant ist es, festzustellen, daß führende Mediziner, genau so spekulativ wie Descartes, einfach den Seelensitz von der Zirbel in den Balken (Lancisi 1713) und als Gemeinsinn (sensorium commune) in die weiße Markmasse (centrum ovale) des Großhirns (Vieussens 1641—1717) wandern ließen.

Daß aber methodologischer Scharfsinn und mathematische Fähigkeiten auch ohne ausreichende materielle Unterlage fast bis ins einzelne richtige naturwissenschaftliche Tatsachen erschließen können, hat Descartes durch die Entdeckung der Reflexe bewiesen. Er beschreibt die Einzelheiten des Reflexvorganges genau und bildet dazu ein fünfzelliges Reflexorgan ab. Wenn die (ihm allerdings wesentliche) Zirbelverbindung weggelassen wird, ist sein Schema noch für unsere heutige Auffassung brauchbar. Der Vorgang bekam keinen kurzen, treffenden Namen und fand nur wenig

[1] Es ist nicht selbständig, die Seele setzt an ihm an.

Interesse bei den Physiologen. Die Engländer Whytt 1751 und Mayo 1823 kamen durch ihre Experimente einer Lösung des Problems nahe. Aber erst Marshall Hall 1833 und Johannes Müller 1833 konnten unabhängig voneinander Ordnung und Klarheit in der Reflexfrage schaffen. In der Fassung Johannes Müllers hat die Lehre dauernde Geltung behalten.

Wenn je die alte Weisheit Geltung hatte, daß die Berührung mit der Außenwelt, mit den zahllosen Sinneseindrücken, die den ganzen Tag auf uns eindringen, bewußt und unbewußt in uns verarbeitet und organisiert werden, uns eine neue Kombination oder Erfindung nahe legt (Taine), gilt sie für die Formulierung der Reflexlehre. Charles Bell hatte endlich 1811 die seit Erasistratos geahnte, später oft behauptete und wieder verworfene Existenz der sensibeln und motorischen Nervenfasern anatomisch und physiologisch für Rückenmark und verlängertes Mark einwandfrei erwiesen. v. Baer, Burdach, Legallois, Magendie, prüften nach, fanden neue Momente, kamen aber nicht über Zweifel hinaus und konnten nicht differenzieren. Im ganzen war aber so enorm vorgearbeitet worden und andere waren der richtigen Lösung schon so nahe gekommen, daß es uns nicht merkwürdig erscheinen kann, wenn gleichzeitig zwei scharfsinnige Forscher, voneinander unbeeinflußt, die richtige scharfe Formulierung der Reflexlehre gefunden haben.

Für die moderne Nervenphysiologie ist die Reflexerscheinung das wichtigste Arbeitsproblem mit einer schon deutlich erkennbaren Zukunftsentwicklung. Es hat bereits angefangen, dem Gehirn seine ausschließlich führende Stellung (ἡγεμονικόν) wieder zu entreißen und anderen Teilen des Reflexbogens ebenfalls einen bestimmten, wesentlichen Anteil an psychischen Funktionen zuzuweisen.

Neuzeit.

Willis in Oxford 1622—1675 steht am Eingang einer neuen Zeit, die mit neuen Mitteln und neuen Forschungsmethoden eine wirkliche Hirnanatomie und Hirnphysiologie schuf. Durch eifrige Präparation von Tier- und Menschengehirnen erweiterte er die Kenntnis vom Bau des Organs. Ins Kleinhirn verlegte er den Sitz ür die automatischen Vorgänge und besonders für die vegetativen Funktionen des Körpers. Damit war das Kleinhirn als Zentrum für Atmung und Kreislauf der Sitz des Lebens im Gehirn. Auch eine einzelne umschriebene Fähigkeit sucht Willis im Gehirn, indem er ein Musikzentrum im Kleinhirn lokalisiert. Das ist der Beginn einer topischen Lokalisation komplexer psychischer Funktionen, dem Streitproblem des 19. Jahrhunderts.

An dieser Stelle ist auch Stenson 1638—1686 zu erwähnen, der Kritiker und Verneiner. Er kennzeichnete mit Schärfe und Bestimmtheit die Spekulationen und Theorien des Descartes und Willis als das, was sie sind: Phantasien, denen ein realer Boden fehlt, von denen kein gangbarer Weg zu dem damals bekannten Tatsachenmaterial führt. Der Hinweis auf die empirische Methode und die präzise Formulierung der notwendig einzuschlagenden Bahnen muß uns Achtung vor dem Scharfsinn des Dänen einflößen. Selbst hat er nichts Positives für die Hirnlehre geschaffen.

Daß er durch seine Kritik der Hirnphysiologie die Wege vorgezeichnet und bestimmend gewirkt hat, ist mehr als unwahrscheinlich, so oft auch die Behauptung aufgestellt und nachgebetet worden ist. Der ganze Entwicklungsgang der Hirnlehre des ausgehenden 17. Jahrhunderts führte auch ohne Stenson naturgemäß auf anatomische Tatsachen und auf das Experiment.

Anatomische Probleme.

Allmählich bildete sich im Laufe des 18. Jahrhunderts ein rein anatomisches Problem heraus: eingehende Kenntnis der einzelnen Teile des Gehirns. Noch konnte jeder, der ein Skalpell in die Hand nahm und mit offenen Augen einen Schnitt durch das Organ machte, Neues entdecken. Aber die weiche, rasch verderbliche Hirnmasse stellte einem präparatorischen Vorgehen große Hindernisse in den Weg.

Erst die Härtung des Gehirns durch Gefrierenlassen (Gennari 1782) und durch Weingeist und Salpetersäure (Vicq d'Azyr 1786) ließ eine gründliche Durchforschung auch der inneren Teile des Gehirns zu, da nun bei der Präparation die gegenseitige Lage der Teile leidlich erhalten blieb. Die bedeutendsten Forscher und Künstler auf diesem Gebiet Vicq d'Azyr und Sömmerring 1778 legten ihre Funde in vorbildlichen, künstlerisch nie wieder erreichten Tafelwerken nieder.

Um die Jahrhundertwende konnte man endlich nach langer Arbeit zahlloser Kräfte sagen, daß in den äußeren morphologischen Verhältnissen des Gehirns, soweit sie sich dem bloßen Auge darstellen, neue Entdeckungen nicht mehr zu machen waren.

Das Mikroskop. Nervenfaser und Nervenzelle.

Eine neue Ära begann erst mit einer neuen technischen Methode. Gall 1800 benutzte die eben erworbene Kenntnis von dem faserigen Bau der leitenden weißen Substanz des Gehirns, um mit großem Geschick und scharfem Blick manche Wege gewisser Nervenleitungen im Gehirn festzustellen. Aber die Methode, die immer nur Bruchstücke der Leitungsbahnen darstellte, ist nur eine Vorbereitung für die bald anschließende mikroskopische Erforschung der leitenden Hirn- und Rückenmarkbahnen.

Bereits in der Mitte des 17. Jahrhunderts hatte Malpighi sich ohne Erfolg bemüht, an seinen in Öl gekochten Gehirnen mikroskopische Entdeckungen zu machen und andere nach ihm. Vielleicht hat Leeuwenhoek 1632—1723 bereits Nervenfasern gesehen und abgebildet.

Sicher gelang es Fontana im Jahre 1781 bei 700facher mikroskopischer Vergrößerung wirkliche Nervenfasern — „Zylinder, die einfachen und ersten organischen Elemente der Nerven" — zu sehen. Es dauerte aber noch einige Zeit, bis Ehrenberg 1833 fand, daß das ganze Seelenorgan aus allerfeinsten Röhrchen zusammengesetzt ist und daß die graue Substanz aus Ganglienzellen besteht. Hannover in Kopenhagen machte dann 1840 die weittragende Entdeckung, daß ein direkter Zusammenhang zwischen Ganglienzelle und Nervenfaser besteht. Damit war ein großes Problem gelöst, der anatomische Nachweis von dem Zusammenhang des Nervenzentrums mit seinem Endorgan an der Körperoberfläche. Doch bedurfte es noch großer Arbeit, bis die prinzipielle Lösung sich in Wirklichkeit umsetzen ließ.

Daß Hannover den Zusammenhang wirklich gesehen hat, ist mir wahrscheinlich. Sicher gesehen und abgebildet haben ihn Helmholtz 1842 bei Wirbellosen, Kölliker 1844 in den Spinalganglien, Robin sowie R. Wagner 1847 im Rückenmark und Gehirn.

Ein enormer Fortschritt war die Erfindung der lückenlosen Serien von Schnitten durch das Zentralnervensystem von Stilling 1842. Sie erst ermöglichte die eigentliche Kenntnis und Rekonstruktion der Innenarchitektonik. Größere Bedeutung noch gewann die Methode durch die Karmintinktion Gerlachs 1858 und mehr noch durch die Markscheidenfärbung Weigerts 1882—1885. Nun erst ließen sich Faserbahnen im Gehirn und Rückenmark auf weitere Strecken verfolgen. Um aber Anfang und Ende der Strecken festzustellen, war noch meist eine Ergänzung nötig. 1850 fand

Türk, daß Leitungsunterbrechung im Rückenmark bestimmte Faserbahnen im Rückenmark nach aufwärts bis zu bestimmten Endpunkten entarten läßt. Der Grund dafür wird durch das Wallersche Gesetz 1852 ausgedrückt: Eine Nervenfaser (Achsenzylinder und Markscheide) degeneriert, wenn sie nicht mehr unter dem Einfluß ihrer Ursprungszelle steht und zwar für das ganze Gebiet, welches von der Zelle abgetrennt ist. Gerade die Anwendung der Türkschen Methode auf dem pathologisch anatomischen (zuerst Flechsig, Westphal, v. Strümpell) und noch mehr auf dem experimentellen Gebiet (zuerst Singer, Schiefferdecker) haben uns eine ausgedehnte Kenntnis der meisten Fasersysteme des Zentralnervensystems, der isolierten nervösen Verbindungen zwischen korrespondierenden Ganglienzellkomplexen gebracht.

Weder R. Wagner 1847, noch Deiters 1865, noch Gerlach 1870 konnten die postulierte Verbindung zwischen zwei Nervenzellen entdecken. Die Art dieser Verbindung ist bis heute ein wichtiges Zeitproblem geblieben. Kontakt oder direkte Verbindung ist auch jetzt noch die Frage. Es gibt keinen Befund und keine Behauptung, die nicht von anderer Seite direkt bestritten würde. Der Kampf um die Neurontheorie ist noch nicht endgültig entschieden.

Ein sehr wichtiges anderes Resultat haben dagegen die Einzelarbeiten auf dem Gebiet, es sind bereits mehrere Tausend, gebracht. Härtung, Fixation, Färbung, Imprägnation des Nervengewebes wurden enorm verfeinert. Die Methoden von Golgi seit 1873, Apathy 1887, Retzius 1890, Bethe 1895, Ramón y Cajal 1901, Bielschowsky 1902, Nissl 1892 gaben ungeahnte Aufschlüsse über die feinere und feinste Struktur der Nervenfasern und Nervenzellen, das wundervolle Fibrillenwerk und die Zellkörnung.

Eine große Zahl glänzender Namen knüpft sich an die Durchforschung des mikroskopischen Hirnbaus, unendliche Arbeit und Mühe und Scharfsinn sind auf die Riesenarbeit verwandt worden, in dem noch manches Problem schlummert.

Die Anatomie ist meist Grundlage und Ausgangspunkt der wichtigen Hirnprobleme gewesen. Ebenso wie die anatomische Entdeckung der motorischen und sensibeln Wurzeln des Rückenmarks durch Bell erst die Reflexlehre möglich machte, hat die Fibrillenlehre angefangen, uns ein Verständnis für die Wertigkeit der Ganglienzelle und der einzelnen Teile des Leitungsbogens wenigstens anzubahnen (Bethe 1897). Ob auch der Faktor Zeit, den

v. Monakow wieder in die Hirnlehre, vorläufig noch tastend und unbestimmt, hineinzutragen versucht, sich als Problem erweisen wird?

Vergleichend anatomische Probleme.

Noch in frühen Stadien und in lebhaftem Fluß steht ein anderes Problem, die vergleichende Hirnlehre. Physiologisch und psychologisch auch jetzt noch nicht über die Anfänge hinaus hat sie dagegen anatomisch größere Resultate aufzuweisen. Ihre Wurzeln reichen über Aristoteles zurück. Gute äußere Formenbeschreibungen gaben Carus 1814, Leuret und Gratiolet 1839—1857. Aber erst die mikroskopischen Arbeiten von Stieda 1869 beginnen das Hauptproblem vorzubereiten: Stufenfolge der Entwicklung des Gehirns in der Tierreihe und Stellung des menschlichen Gehirns. Später haben andere wie Gegenbaur 1870, Spitzka 1879, Burkhardt 1894 klare Problemstellung schaffen und durch die Vergleichung der gröberen morphologischen Verhältnisse, wie durch Ergründung des feineren Baus viele wichtige Tatsachen verkündet. Besonders in der neuesten Zeit haben aber Edinger seit 1883 und seine Schule durch ihre Untersuchungen zahlreiche Fragen aufwerfen und schon teilweise beantworten können. Zum Verständnis der phylogenetischen Entwicklung des Gehirns hat ganz besonders das Studium der Ontogenese beigetragen. Die Anfänge der Arbeiten auf dem entwicklungsgeschichtlichen Gebiet überhaupt gehen bis ins 17. Jahrhundert zurück. Im 18. Jahrhundert beginnt Döllinger mit dem Studium der Entwicklung des Gehirns und bald ist gerade dieses Gebiet auf allerbreitester vergleichend anatomischer Basis von Tiedemann, Kölliker, His, Kupffer erforscht worden. Dieselbe Wichtigkeit hat die Ontogenese des Gehirns noch für ein anderes Problem, für die Lokalisation, erhalten.

Nervenstrom.

Nicht beantwortet werden kann bis jetzt das große Problem von der Art der Nerventätigkeit. Die Vermutung der Alten von luftartigen oder feurigen Lebensgeistern, die in den Zentralorganen besondere Gestaltung annehmen, war haltlos. Die Sekretion und Zirkulation eines flüssigen Seelenprinzips in Gehirn und Nerven konnte nicht durch Beweise gestützt werden. Ebensowenig ließen sich die elektrischen Theorien Hausens 1742, Prochaskas 1782 von Polarität zwischen den nervösen Massen und Reils 1808 von den elektromotorischen Kräften der grauen und weißen Substanz nach Art einer galvanischen Säule halten. Als unrichtig erwies sich die spätere Anschauung, daß der elektrische Strom leitendes Prinzip in der Nervenfaser, seit Du Bois-Reymond 1843, sei. Nun stehen wir wieder am Anfang. Das Wesen der Reizleitung in Nervenzelle und Nervenfaser kennen wir nicht. Wir wissen nicht einmal, ob das wirksame Prinzip in den Fibrillen der Nervenfaser oder in der Zwischensubstanz geleitet wird. Nur vermuten dürfen wir, daß der Nervenstrom eine Analogisierung mit dem elektrischen Strom zuläßt.

Lokalisationsprobleme. Sitz des Lebens.

Seit Willis beschäftigten sich die Physiologen intensiv mit der Frage nach dem Sitz des Lebens im Gehirn. Lebensprinzip und Seele waren zwar nicht mehr identisch wie bei den Alten. Es klang aber doch noch als leiser Unterton mit durch, daß an der Stelle des Gehirns, welche Trägerin des Lebens ist, besonders nahe Beziehungen zur Seele gesucht werden können. Die Anima vegetativa Willis' zeitigte das Kleinhirnexperiment. Mangelhafte Fragestellung und äußerst unvollkommene Technik zeigten den Experimentatoren, daß Verletzungen des Kleinhirns und des 4. Ventrikels tödlich, zuweilen momentan tödlich wirken. Die Versuche waren äußerst roh angestellt, ohne jede Rücksicht auf die großen Gefäße, die bei den Versuchen stets schwer verletzt wurden. Die Schlußfolgerung war: das Kleinhirn ist der Sitz des Lebens.

Erst Lorry gelang es 1760 mit besserer Technik nachzuweisen, daß weder dem Großhirn, noch dem Kleinhirn, noch dem Rückenmark, sondern einer umschriebenen Stelle im verlängerten Mark vitale Bedeutung zukommt. Arnemann 1786, der den Befund bestätigte, erklärte endlich, daß die kolossalen Blutungen beim Kleinhirnexperiment den Tod verursacht hätten und nicht die Verletzung des Kleinhirns.

Nicht die Bedeutung eines wichtigen Problems hat die Frage nach dem Zentrum für Atmung und Herzbewegung angenommen. A. v. Haller wies die große Selbständigkeit der Atmung und der Herztätigkeit nach. Doch drängten die chirurgischen und physiologischen Erfahrungen darauf hin, daß sich im Zentralnervensystem eine Vertretung für die beiden Funktionen finden müsse. Es gelang dann Legallois 1812, die entsprechenden Zentren im verlängerten Mark nachzuweisen.

Bewegung des Gehirns. Sensibilität der Dura.

Zu einem großen Problem wuchs im 17. Jahrhundert die Frage nach der Hirnbewegung aus. Galenos kannte die Pulsation des Gehirns als rhythmische Bewegung des Ventrikelpneumas. Im späteren Mittelalter beschrieben die Chirurgen und manche Anatomen die Pulsation des Gehirns oder der Hirnhäute, manche Anatomen leugneten sie. Laurentius 1602 erklärte, daß kein Zweifel an der Hirnbewegung bestehen könne. Trotzdem fand sehr bald die Ansicht allgemeine Verbreitung, dem Gehirn gehe jede Beweglichkeit ab. Ein Zeichen, daß physiologische und klinische Beobachtungen nicht gemacht wurden, sondern alles, auch die einfachsten Beobachtungstatsachen, auf spekulativem Wege erledigt wurden. Willis 1664 dekretierte: Cerebrum ipsum quidem motu caret. Nur die Dura bewege sich bei Erbrechen und Krämpfen durch Zusammenziehen ihrer Fasern. Die seltsamste Theorie stellte Pacchioni 1701 auf: Die Dura ist ein Muskel, der durch Einsenkung vier Hirnkammern bildet und gewissermaßen das Herz des Kopfes ist. Der Muskel treibt automatisch das Sekret der Rindenzellen in die Nervenröhren und läßt beim Erschlaffen das zur Bildung des Saftes nötige Blut ins Gehirn.

Sehr bald darauf aber 1703 bewies das Experimentum Ridleianum (Ridley), daß die Hirnsubstanz selbst auch nach Durchschneidung der Dura bewegt wird. Doch sah Ridley nur die von der Zirkulation abhängige Bewegung. Schlichting 1750 stellte auch die respiratorischen Bewegungen des Gehirns fest und leugnete die Muskeltätigkeit der Dura. Jedoch wurde eine endgültige Lösung der Frage erst durch A. v. Haller gegeben.

Nur durch die Autorität A. v. Hallers 1757—66 wurde die Frage nach der Sensibilität der Dura ein viel bearbeitetes Zeitproblem der Physiologie. Bislang hatte die Dura für empfindlich gegolten, die Empfindlichkeit war vielfach experimentell nachgewiesen worden. Im Gegensatz dazu fanden Haller und seine Schüler uns unverständlicherweise eine Unempfindlichkeit der harten Hirnhaut. Merkwürdigerweise erklärten nun auch Anatomen — sogar Sömmerring und noch Burdach 1820 —, die Dura habe keine Nerven fasern. Luschka 1850 mußte die Versorgung der Dura mit sensibeln Nerven (Trigeminus, Vagus) wieder nachweisen.

Funktionelle Zentren.

Hippokrates und Galenos kannten das Gesetz der kontralateralen Lähmung nach Verletzungen des Gehirns (Kopfes). Sprachstörungen und Lähmungen wurden von Wilhelm v. Saliceto 1210—77 und von Ambroise Paré 1517—90 nach Hirnverletzungen beobachtet. Obwohl man aber seit alter Zeit Seelenvermögen und Sinneseindrücke in das Gehirn verlegte, es fehlte jeder Versuch einer genauern Lokalisation bestimmter Nervenfunktionen. Das erste beweisende Experiment dieser Art wurde von Pourfour du Petit 1710 gemacht. Er zerstörte bei Hunden Teile der Hirnrinde und beobachtete Schwäche der kontralateralen Extremitäten, er zerstörte Rinde und Mark einer Hemisphäre zum Teil und fand nur auf der Gegenseite Lähmung der Extremitäten, der Schnauze und Halbseitenblindheit. Der Anteil der Hirnrinde am Resultat war ihm völlig klar, ebenso der Grund, weshalb sich die Lähmungen in der entgegengesetzten Körperhälfte finden, da er fast gleichzeitig die Kreuzung der Pyramidenfasern im verlängerten Mark entdeckt hatte und den Befund richtig deutete. Damit war Petit seiner Zeit so weit vorausgeeilt, daß man trotz der analogen, bestätigenden Reizversuche von Molinelli 1721 (1731) und der Nachprüfungen durch die französischen Chirurgen Louis, Saucerotte u. a. 1753—78, 1788 nicht auf ihm aufbauen konnte. Die wissenschaftliche Großtat wurde als eine solche nicht erkannt und vergessen, so daß der sehr belesene Burdach 1820 die Experimente nicht mehr erwähnt.

Die Physiologen des 18. Jahrhunderts hatten wenig Interesse für das Lokalisationsproblem, soweit das Großhirn in Frage kam und Albrecht von Haller grub ihm völlig den Boden ab. Er nahm einen einheitlichen Seelensitz im Großhirnmark an und erklärte, daß jeder Teil des Gehirns durch einen andern vertreten werden könne.

Gegen Ende des Jahrhunderts aber drängte die richtige, nicht schulmäßige Deutung der vielen vorliegenden physiologischen Experimente, der chirurgischen und pathologischen Erfahrungen, ebenso manche philosophische Anschauungen immer zwingender auf die Notwendigkeit der Lokalisation psychischer Funktionen im Gehirn hin. Noch fehlten aber die positiven Unterlagen.

Sömmerring 1796 lokalisierte. Aber er suchte noch das Organ der psychischen Funktionen in den Hirnhöhlen.

Die neue Ära eröffnet Gall 1796. Er erkennt richtig die Bedeutung der grauen Hirnrinde als eines Komplexes funktionell differenter Organe. Nach einer damals schon absterbenden philosophischen Lehre schreibt er differente Seelenvermögen den verschiedenen Organen in der Rinde zu. Er behauptet weiter, daß die Ausbildung jedes Hirnorgans die darüber liegende Schädelstelle besonders formt: das alte Problem des Theophilos.[1] Zufall und Willkür waren bei diesem phrenologischen System so deutlich, daß es in der Form nirgends Anerkennung finden konnte.

Lokalisation der Sprache.

Der Lokalisationsgedanke aber blieb, gewann an Boden und knüpfte direkt an Gall an. Gall hatte nach dem Sitz der Sprache im Stirnlappen gesucht. Zahlreiche Autoren in Frankreich und Deutschland suchten nach ihm ebenfalls den Sitz der Sprache. Da sie nicht funktionelle und organische Sprachstörungen unterscheiden konnten, blieben ihre Lokalisationsversuche Vermutungen. Nur die beiden Schweizer Dax 1836, Vater und Sohn, hatten das Glück, eine organische Sprachstörung nahezu richtig zu lokalisieren. Aber erst die klare Problemformulierung Brocas 1863 wirkte bahnbrechend. Broca fand Sprachstörungen bei Zerstörungen im Stirnhirn und lokalisierte aus seinen Funden die artikulierte Sprache im hintern Teil der dritten linken Stirnwindung. Gleichzeitig sprach er den Satz aus, daß jede Hirnwindung das Organ einer besonderen psychischen Funktion sei.

[1] Der Anatom Gall ist von dem Phrenologen zu trennen. Nur dieselbe Neigung, die ihn trieb, das Gehirn anatomisch zu erforschen, brachte ihn zu anatomisierenden Studien am Lebenden. Zeitlich gehen die phrenologischen (das Wort stammt nicht von Gall) Versuche, in ihren Anfängen wenigstens, den rein hirnanatomischen Arbeiten voraus. Er selbst hat nur einen Teil seiner anatomischen und physiologischen Untersuchungen in Zusammenhang mit seiner Psychologie zu bringen gesucht. Gerade von Galls wichtigsten und bedeutendsten Entdeckungen auf dem Gebiete der Hirnanatomie führt kein direkter Weg zur Organologie. In der Anatomie ist er exakter Forscher, der die Kenntnis vom Hirnbau mehr gefördert hat als alle seine Zeitgenossen. In der Organologie ist er ausschließlich Künstler mit einem großen Sinn für Formen und einer enormen Begabung für eine bestimmte Richtung der praktischen Psychologie. Der Versuch jedoch, das, was er als Künstler erschaut hatte, in eine einfache, einheitliche Formel zu bringen, schlug fehl. Die Formel war zu eng, die unbewußten Voraussetzungen, Ergänzungen und Inponderabilien, die dem Erfinder zu Gebote standen, fehlten in ihr. Daher vermochte die kritische Nachprüfung, welche sich nur an den Schädel hielt, eine Bestätigung der psychologischen Spekulationen Galls nicht zu erbringen. Die beiden genialen Grundgedanken aber haben sich mit der fortschreitenden Forschung als zweifellos richtig erwiesen.

Hirnwindungsproblem.

Die Bedeutung der Hirnwindungen und ihre histologische Differenzierung wurde besonders von Meynert seit 1865 erforscht. Er versuchte vergleichend anatomisch die Oberflächengestaltung des Gehirns zu ergründen, indem er vom Raubtiergehirn ausging. Doch war seine Grundlage nicht richtig. Für spezifisch menschlich hielt er die höhere Ausbildung der Windungen um die Fossa Sylvii. Das Windungsproblem harrt trotz intensiver späterer Bearbeitung noch der Lösung.

Wir verdanken Meynert mehr Entdeckungen in der feineren Anatomie des Gehirns als irgend einem andern Forscher. Besonders hervorgehoben zu werden verdient, daß vor ihm die landläufige Meinung war, die Nervenfasern laufen vom Sinnesorgan direkt bis zur Hirnrinde. Daß alle Sinnesleitungen auf ihrem Wege umgeschaltet (unterbrochen) werden, hat erst Meynert gefunden. Er unterschied zuerst scharf die Projektionsfaserung, Verbindung von tieferen Teilen und Rinde und die Assoziationsfaserung, Verbindung der Windungen (Rindenteile) untereinander. „Die Intelligenz ist eine Funktion der Assoziationsfaserung."

Lokalisation der Körperbewegungen und der Sinne.

Nun war die Zeit reif für die Wiederentdeckung der alten, längst völlig vergessenen Funde von Pourfour du Petit und von Molinelli. Nun konnte man den hohen Wert eines solchen Fundamentalversuchs erkennen, ihn mit besseren Methoden ausbauen und durch Hilfswissenschaften ergänzen.

Jackson 1870 schon erkannte aus seinen Studien über Rindenepilepsie, daß bestimmte Teile der Hirnwindungen eine funktionelle Gliederung für die Extremitätenbewegung aufweisen.

Dann endlich stießen Fritsch und Hitzig 1870 die alte Lehre von der Unempfindlichkeit der Hirnrinde um. Sie bestimmten durch elektrische Reizung der Großhirnrinde sehr genau die Punkte, Foci und Zentren, von denen aus Bewegung der Muskulatur des Skeletts und der Eingeweide verursacht werden kann.

Damit war eine Lokalisation nervöser Funktionen auf der Hirnoberfläche so scharf und sicher gegeben, wie man nicht hatte ahnen können.

Rasch folgte das Kontrollexperiment der Umschneidung und Ausschneidung umschriebener Rindenstellen mit demselben sichern Erfolg des Ausfalls einer bestimmten Sinnesfunktion oder Bewegungsfunktion.

Zahllose Nachuntersuchungen und Variationen vermittelten bald eine gute Kenntnis der Lokalisation der Sinne und Bewegungen nicht nur auf der Oberfläche, sondern auch in den tieferen Teilen des Gehirns.

Das große Material versuchte Munk zusammenfassend zu verwenden, indem er die ganze Großhirnrinde in umschriebene Zentren für Sinne und für Bewegungen aufteilte.

Dem stand jedoch entgegen, daß bestimmte partielle Zerstörungen der menschlichen Großhirnrinde keine Änderung in der Funktion der Sinneszentren brachten, wohl aber eine Alteration komplexer Fähigkeiten (Sprechen, Schreiben usw.).

Entwicklungsgeschichtliche Lokalisation. Flechsig.

Eine kräftige Stütze fand die Lokalisationslehre in der Entwicklungsgeschichte.

Ohne irgend welche Vorarbeiten[1] auf dem Gebiete entdeckte Flechsig 1876, daß im fötalen und jungen kindlichen Gehirn und Rückenmark, welches in seinen äußeren Formen schon völlig fertig ist, noch eine Entwicklung stattfindet: Die Reifung des Nervenmarks. Die Reifung prägt das Lokalisationsprinzip im Rückenmark in schärfster Form aus. Die einzelnen Leitungsbahnen entwickeln sich sukzessive in isolierter, raumbeschränkter Lokalisation. 1894 konnte Flechsig auch für alle Leitungen im Gehirn denselben Satz aufstellen. Er hat ihn 1904 als myelogenetisches Grundgesetz formuliert: Gliederung der zentralen Fasermassen auf Grund der annähernd gleichzeitigen Ummarkung gleichwertiger Elemente, der sukzessiven Markumhüllung verschiedenwertiger Fasergruppen.

Myelogenetisch hat Flechsig nachgewiesen und 1894 in seiner Rektoratsrede vorgetragen, daß in Übereinstimmung mit den pathologischen Tatsachen umschriebene Felder, die den kleineren Teil der Hirnrinde bilden, Projektionsfasern erhalten. Sie sind demnach Sinneszentren oder Bewegungszentren, welche die Verbindungssysteme von und zur Peripherie des Körpers empfangen oder aussenden. Zwischen ihnen nehmen den größeren Teil der Hirnoberfläche die Assoziationszentren ein, die nur mit den Projektionszentren und unter einander durch Assoziationsfasern verknüpft[2] sind.

---

[1] Längst vergessen war die überhaupt nie beachtete Entdeckung Galls, das Gehirn des Neugeborenen sei eine weiche Masse, die im mittlern und hintern Teil einige Nervenfasern erkennen läßt.

[2] Einzelne Projektionsfasern kommen in ihnen vor.

Die Assoziationszentren können daher nicht einfachen Sinnes und Bewegungsfunktionen dienen, sondern legen nieder, sammeln, verarbeiten, was ihnen in Sinneseindrücken von den Projektionszentren zugeführt wird. Damit sind sie die Zentren für komplexe psychische Erscheinungen, für höhere geistige Funktionen.

Am besten gekannt ist bis jetzt das hintere große Assoziationszentrum zwischen Sehsphäre, Hörsphäre und Körperfühlsphäre. Sein „Funktionskreis ist die Bildung und das Sammeln von Vorstellungen äußerer Objekte und von Wortklangbildern, die Verknüpfung derselben untereinander, mithin das eigentliche positive Wissen, nicht minder die phantastische Vorstellungstätigkeit, die Vorbereitung der Rede nach Gedankeninhalt und sprachlicher Formung u. dgl. m. — kurz die wesentlichsten Bestandteile dessen, was die Sprache speziell als „Geist" bezeichnet".

Die Gliederung, welche wir im Gefüge des „Geistes" introspektiv wahrzunehmen vermögen, steht in deutlichen Beziehungen zu keineswegs transzendenten, dem anatomischen Verständnis durchaus zugänglichen Bauverhältnissen des Gehirns. Aus ihnen können wir das seelische Geschehen weitgehend rekonstruieren und objektiv ableiten. Dieser durchgehende Parallelismus tritt um so deutlicher hervor, je weiter wir in den Bauplan des Seelenorgans eindringen (Flechsig 1896).

Überblicken wir wieder das Gewonnene vor dem Jahre 1894, so sehen wir abermals ein großes Mißverhältnis, nur im umgekehrten Sinne gegen frühere Zeiten. Jetzt ein enormes Tatsachenmaterial, eine sehr breite empirische Basis, zahlreiche wichtige Einzelprobleme und dem gegenüber das Fehlen eines führenden Gedankens. Da mußte es als befreiende Tat empfunden werden und wurde mit Begeisterung begrüßt, als Flechsig 1894 die große leitende Idee aussprach, die in den Lokalisationsproblemen liegt.

Nicht viele große umfassende Theorien sind uns gegeben worden, seit wir eine Hirnlehre haben und alle sind große spekulative Lokalisationsideen, Alkmaion, Nemesius, Descartes. 250 Jahre mußten nach dem letzten großen Denker Descartes vergehen, bis Flechsig aus physiologischem und anatomischem Denken heraus Gewonnenes und Erschautes zusammenfassend mit einem ungeahnten Fortschritt uns die endliche Lösung des Seelenproblems in greifbarere Nähe brachte.

Metzger & Wittig, Leipzig.

FSC
www.fsc.org
MIX
Papier | Fördert
gute Waldnutzung
FSC® C083411

Kolibri 360 GmbH
Ferdinand-Jühlke-Straße 7
99095 Erfurt, Deutschland
produktsicherheit@kolibri360.de